I0077350

QUELQUES IDÉES

SUR LA CAUSE PROCHAINE

DES FIÈVRES

ET

SUR LA NATURE DE LA CONTAGION.

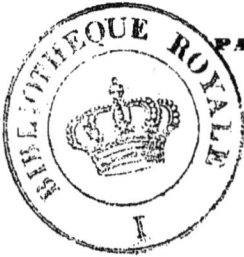

PAR L.-F.-A. MORLIÈRE,

DE PIERREFONDS.

BIBLIOTHÈQUE ROYALE

COMPIÈGNE,

TYPOGRAPHIE DE JULES ESCUYER, 7, RUE DES MINIMES

1845.

1846

QU'EST-CE QUE LA FIÈVRE ?

Je ne chercherai point à rappeler les différentes hypothèses émises jusqu'ici sur la cause prochaine de la fièvre. Je défendrai seulement, contre les reproches de quelques auteurs contemporains, les praticiens qui, après avoir donné tout leur temps à l'étude des faits, aux observations cliniques, aux investigations nécroscopiques; qui, après s'être élevés autant que possible à la hauteur des connaissances pratiques, tournent leurs regards vers les causes premières des maladies, et cherchent à secouer cette obscurité qui les environne[1]. Ce n'est point là, comme on l'a dit, une vaine curiosité ou une prétention orgueilleuse ; c'est plutôt la persévérante hardiesse d'un esprit plein de l'amour de la vérité ; c'est le sentiment instinctif de la possibilité d'arracher à la nature un secret important.

D'ailleurs cette recherche est toujours utile au médecin, quand elle serait en pure perte pour la science. En groupant autour de son hypothèse les faits gravés dans sa mémoire, en essayant d'y adapter les observations nouvelles qu'il recueille au lit du malade ou celles qu'il retrouve en compulsant les auteurs, en cherchant à expliquer de son point de vue les phénomènes qui forment le cortége d'une maladie ou les expériences tentées sur les animaux vivants, etc., il agrandit son savoir, habitue son esprit à la réflexion, donne de la rectitude à son jugement, et, lorsqu'enfin sa théorie croule sous les conséquences rigoureuses qu'il a su tirer de données bien établies, il lui reste toujours quelque

---

[1] J. Franck rappelle en commençant que : la cause prochaine des fièvres est inconnue et qu'on a fait à cet égard des hypothèses sans nombre. Puis il cite une *belle* réponse d'un candidat qui dit à un examinateur : La fièvre est ce que nous ne savons ni vous, ni moi, ni aucun médecin du monde. (*Encyclopédie des Sciences Médicales*, Paris 1835.) Est-ce à dire aussi qu'on ne le saura jamais ?

chose des matériaux qu'il a amassés par son travail; il a étendu le domaine de ses connaissances, et possède une plus grande somme de faits qu'il peut comparer entre eux ou avec ceux qu'il verra par la suite.

Les théories ne sont point, comme on le voit, de pures abstractions; on ne peut les considérer isolées des faits matériels qui les soutiennent, des phénomènes qu'elles tendent à expliquer. Pour moi c'est l'étude la plus sérieuse, la plus complète des effets dont on recherche la cause, et l'examen analytique, l'investigation minutieuse de ces effets ne peut qu'être utile à celui qui s'en occupe. D'ailleurs, est-il possible à un médecin d'observer un groupe de symptômes concomitants sans chercher le rapport des uns aux autres, sans essayer de les rattacher à un lien commun, la cause qui les produit? Comment aura-t-il la certitude que tous ces phénomènes ont une même origine et exigent un seul et même traitement? Comment sa mémoire pourra-t-elle lui rappeler qu'aucun de ces signes n'est étranger à l'affection qu'il est appelé à combattre?

Je n'hésite pas à le dire, il n'y a pas de praticien qui ne s'explique à lui-même, soit à sa manière, soit d'après tel ou tel maître, les signes de toutes les maladies qu'il rencontre. C'est en remontant de l'effet à la cause, qu'il établit son diagnostic, qu'il déduit son pronostic, qu'il se détermine enfin pour telle ou telle médication, et non parce qu'il trouve plus ou moins de ressemblance entre des phénomènes dont il ignore la source. S'il en était ainsi, il irait comme un aveugle, marchant au hasard et tâtonnant à chaque pas sous peine de s'égarer. Comment, les moindres actions de la vie sont déterminées par le raisonnement; instinctivement, et parce qu'il n'est pas une machine, l'homme établit une hypothèse plus ou moins exacte sur tout ce qu'il est appelé à juger, et on voudrait que celui qui s'occupe de sciences se contentât d'enregistrer des faits sans y appliquer le raisonnement! Un médecin appelé à remédier aux désordres pathologiques serait coupable d'en rechercher la cause! C'est ce que je n'admettrai jamais..

Qu'on veuille donc bien me pardonner d'avoir cherché à éclairer ma route, à dissiper les ténèbres dans lesquelles je marchais sur la trace de maîtres qui ne sont pas toujours d'accord entre eux. J'expose ici sans vanité des idées que je crois vraies; j'appelle la discussion dans le seul but de prouver les propositions que j'avance, ou de reconnaître mon erreur. Ce serait encore pour moi une nouvelle acquisition; car une erreur reconnue est une vérité de plus.

PROPOSITIONS.

1° La fièvre est une augmentation de la contractilité organique, excitée par la présence d'éléments nouveaux introduits dans la circulation. C'est un phénomène d'assimilation moléculaire, totalement indépendant du système nerveux.

2° La cause immédiate de la fièvre est la résorption d'un produit morbide. Toutes les fièvres dites essentielles, continues, rémittentes ou intermittentes sont des fièvres de résorption. A plus forte raison celle qui accompagne les phlegmasies proprement dites.

C'est dire assez que la fièvre est toujours la compagne d'une phlegmasie, ou, tout au moins, d'une sécrétion fournie par l'organisme élevé à un certain degré.

3° Les différents caractères de la fièvre, ou les diverses nuances qu'elle revêt, ne dépendent pas tant des fonctions de l'organe malade que de la qualité du produit morbide résorbé.

4° Quelques substances organiques, végétales ou animales, peuvent élever le travail de l'assimilation moléculaire au-dessus du rhythme normal, et développer une véritable fièvre; mais ce n'est là qu'une intoxication dont les effets sont de peu de durée, à moins qu'ils n'amènent consécutivement une sécrétion morbide dont la résorption continue *la réaction fébrile*.

On appelle fièvre cet état d'exaltation générale de l'organisme, caractérisé par l'accélération du cours du sang et de la respiration, avec un accroissement de chaleur sensible, non seulement pour le malade et le médecin, mais même appréciable au thermomètre. Ces trois phénomènes principaux suffisent pour caractériser la fièvre, mais aussi leur réunion est indispensable; car certains obstacles physiques, certaines altérations organiques du poumon, du cœur, ou des gros vaisseaux, peuvent

accélérer les mouvements respiratoires et circulatoires sans augmenter la chaleur animale ; cela n'est
pas suffisant pour caractériser la fièvre. Enfin c'est
dans l'exagération des phénomènes physiologiques
de la respiration, de la circulation et de la calorification, que consiste ce trouble général qui accompagne un grand nombre de maladies, et que l'on
considère comme cause dans les unes et effet dans
les autres.

Il s'agit donc de remonter à la source de la chaleur animale, de chercher la cause première des
mouvements circulatoires et respiratoires, et là se
trouvera certainement la clef du phénomène appelé
fièvre.

Les corps organisés s'assimilent le carbone et
l'hydrogène qui constituent leurs parties solides.
Les autres éléments et les sels qu'on y trouve ne
sont que les agents de cette affinité organique, cause
première de la contractilité moléculaire et du développement de l'électricité et du calorique. Plus
l'assimilation est rapide, plus la contractilité est
manifeste. C'est ainsi que l'organisme s'élève, dans
l'échelle des êtres, depuis les byssus jusqu'à
l'homme.

Dans les animaux, les éléments carbone et hydrogène sont apportés sous forme de composés

organiques, absorbés à la périphérie, ou ingérés et mis en contact avec des surfaces de rapport d'où elles passent dans l'économie. Ces substances alimentaires contiennent en outre de l'oxygène, de l'azote et quelques sels ; plus le véhicule aqueux, menstrue universel indispensable à tout travail organique. C'est aux phénomènes chimiques de décomposition et de recomposition de ces substances que l'on doit attribuer la calorification et la production de l'électricité animale.

En effet, la combustion du carbone et de l'hydrogène est, dans la nature, la source la plus commune du calorique, et nous en trouverions ici tous les éléments, si ces corps étaient en contact avec une suffisante quantité d'oxygène. Voyons si ce rapprochement peut avoir lieu, et où se trouvera ce point de contact.

Dans les animaux de l'échelle supérieure, dans l'homme, les aliments qui contiennent le carbone et l'hydrogène sont puisés dans le canal digestif, portés dans le torrent circulatoire, et conduits jusqu'à la molécule assimilatrice, qui s'en imprègne pour les transformer en sa propre substance. La surface cutanée et l'appareil respiratoire puisent l'oxygène dans l'air atmosphérique. Mais la perspiration cutanée, bien qu'elle donne, en échange de

l'oxygène soustrait à l'air ambiant, de l'acide carbonique et de la vapeur d'eau, ne peut être comptée
que comme un faible auxiliaire dans la calorification des grands animaux. Elle suffit à ceux qui
n'ont point de circulation, comme elle suffit aux
végétaux dont la température intérieure n'a pas
besoin d'une grande élévation; elle ne peut suffire
à alimenter une combustion capable de perpétuer
une température de 36°—40°.

C'est donc l'appareil respiratoire qui fournit
presque tout l'oxygène nécessaire à cette combustion ; mais quel est le point où elle s'effectue? L'absorption de l'oxygène de l'air atmosphérique dans
chaque inspiration, et le retour d'une quantité pro-
portionnelle d'acide carbonique et de vapeur d'eau
dans l'expiration suivante, sembleraient démontrer
que la calorification a lieu dans le tissu pulmonaire;
mais plusieurs raisons nous disent qu'il n'en est
pas ainsi.

D'abord, la quantité de calorique produite par
l'oxygène absorbé dans chaque inspiration élève-
rait considérablement la température du poumon,
si ce gaz brûlait un volume proportionnel de carbone et d'hydrogène, et il y aurait coagulation du
serum du sang, avant que ce liquide ait pu transmettre son excédant de calorique aux extrémités

de l'arbre artériel. Or, le thermomètre n'indique
pas de différence sensible entre les divers organes
des cavités splanchniques, même de l'intérieur des
membres. Dans la fièvre et dans les violents exer-
cices du corps, le tissu pulmonaire serait détruit
par l'énorme quantité de chaleur que dégagerait
une combustion si rapide. En second lieu, nous savons que l'oxygène est fixé par l'hématosine, ou plus
matériellement, par le protoxyde de fer, qui passe
ainsi à l'état de tritoxyde pour constituer le sang
artériel ; il n'a donc pu être employé à brûler le
carbone et l'hydrogène.

Dans le phlegmon, nous avons encore la preuve
que la chaleur animale ne se développe pas dans le
poumon, puisqu'un organe en particulier peut s'é-
lever à une température supérieure à celle de tous
les autres par le seul accroissement de son travail
moléculaire, par le seul fait de l'inflammation. Ce
serait alors au tissu phlogosé à céder du calorique
au reste du corps par le fluide en circulation.

Le sang artériel porte donc l'oxygène à la molécule organique. C'est là que le peroxyde de fer,
en vertu des lois de l'affinité et par une double décomposition, cède son oxygène à la matière fixe, et
se combine à l'acide carbonique, puis vient se re-
présenter au contact de l'air pour lui abandonner

son acide en retour de l'oxygène qu'il lui emprunte.

Avant d'aller plus loin, il est temps de dire que le sang ne passe pas en entier dans la molécule élémentaire. La globuline n'y pénètre jamais ; elle représente l'air atmosphérique que doit respirer toute molécule animale, quel que soit son degré d'organisation. Le serum seul apporte les matériaux de la nutrition, et pénètre les solides, qu'ils aient besoin ou non d'être en contact avec les globules. Si on trouve ces globules après la mort dans les tissus organiques, ils sont toujours contenus dans les vaisseaux sanguins, et, par la lixiviation, on obtient la fibrine parfaitement incolore. Tous les tissus ne peuvent pas respirer l'oxygène à sa source, comme ceux qui baignent dans l'atmosphère; sans quoi la globuline serait inutile dans le sang. Elle n'a d'autre mission que celle de porter, à la molécule éloignée, l'air vital dont elle s'est chargée. De son côté, la fibre organique a la propriété d'enlever l'oxygène aux corps où il est en excès ; aussi les animaux qui n'ont point de circulation puisent-ils très bien l'air vital et les éléments de leur nutrition par leur surface extérieure.

On pourrait, sous ce rapport, dire que les corps organisés de l'échelle la plus élevée contiennent des tissus appartenant à tous les degrés de l'organisation. Il y en a qui ne vivent que de l'absorption périphérique, sans circulation aucune. D'autres ressemblent aux animaux à sang blanc, et n'admettent dans leurs capillaires que le serum puisé dans les cavités closes, dans les cellules parenchymateuses, ou à la surface des parois vasculaires des divers organes. D'autres enfin sont sillonnés en tous sens par des vaisseaux qui les mettent en contact direct avec le sang; mais les globules ne sortent jamais de ces vaisseaux; ils cèdent leur oxygène, prennent l'acide carbonique en retour, et continuent leur chemin.

Le serum au contraire est absorbé par la paroi vasculaire qui s'en nourrit, ou passe pour aller de proche en proche imprégner d'autres cellules, à moins qu'il ne soit emporté par les lymphatiques.

Il faut bien admettre cependant que la fibre organique tient une grande partie de son affinité pour l'oxygène des fluides dont elle est imprégnée, des matériaux mêmes du sang; et cependant le peroxide de fer ne se décompose qu'au contact des solides, il n'est point attaqué par le serum. Cela se conçoit. En même temps que les globules, le serum sanguin est soumis à l'influence de l'air dans le poumon; il s'est saturé d'oxygène et ne peut en enlever au fer.

Il est, si je puis me permettre cette expression, dans un état d'affinité négative par rapport à l'oxide de fer. Les solides au contraire ont perdu, par la combustion, l'oxygène qui leur avait été apporté dans la pulsation précédente, et sont d'ailleurs toujours électrisés positivement. En effet, composés de métaux terreux, imprégnés de sels alcalins, de soufre et de carbone, ils sont dans les conditions les plus propres à constituer le pôle positif d'un élément électro-moteur. Le fer, en présence de ces métaux inférieurs, de ces corps combustibles non métalliques, sera nécessairement dans un état d'électricité négative. Les belles expériences de M. Matteucci viennent confirmer cette idée, en démontrant que l'intérieur des muscles, ou la globuline qu'ils retiennent encore, forme le pôle négatif, et que leur enveloppe fibreuse, tissu blanc composé de sels calcaires et magnésiens, constitue le pôle positif. Certainement le contact de ces substances hétérogènes doit être pour quelque chose dans la production des effets chimiques.

Maintenant les diverses nuances d'accumulation ou de déperdition de calorique sont faciles à expliquer par la rapidité ou la lenteur de la combustion. Plus l'oxygène arrivera rapidement à la molécule animale, plus il y aura de calorique produit dans

un temps donné ; et cette élévation de température
peut durer quelque temps, car les tissus de l'économie tiennent toujours en réserve des produits
hydro-carbonés, quelque maigre que soit le sujet.
Au besoin même la calorification s'opère aux dépens de la fibre organique, ainsi qu'on l'observe
dans les cas de marasme accompagné de fièvre.

Cette absorption d'oxygène par la molécule première de nos tissus, et ce départ d'acide carbonique
constituent deux temps distincts ; il n'y a pas instantanéité. Cette instantanéité n'existerait même pas
dans un milieu composé de fluides aériformes ; la
distance est déjà plus sensible dans les liquides d'une
densité moindre que celle de l'eau, et chacun a pu
observer que, dans la fermentation alcoolique, le
dégagement est d'autant plus lent que le mou est
plus épais ; à plus forte raison dans les tissus animaux dont chaque molécule est, nous devons le
croire, fermée complètement par une enveloppe
poreuse à travers laquelle s'opèrent cette absorption
et ce départ.

La respiration pulmonaire n'est qu'une amplia-
tion des mouvements de la molécule animale.
L'inspiration nous donne une idée de la dilatation
qui suit la pénétration du gaz vivifiant et des fluides
qu'il doit oxider ; l'expiration est en tout semblable

à la contraction moléculaire qui suit le départ de l'acide carbonique.

C'est là la cause de cette contractilité insensible du tissu élémentaire, et aussi, suivant moi, la cause de la contractilité organique sensible, c'est-à-dire de la circulation. En effet, il est plus rationnel de penser que la contraction moléculaire, ou le retrait des solides après le départ des fluides, opère un vide que la colonne sanguine vient remplir suivant les lois de l'hydraulique, que d'admettre un courant poussé par le cœur dans toutes les divisions des capillaires artériels et jusque dans les veines, où il produit quelquefois une espèce de pulsation appelée pouls veineux (*Académie des sciences*, nov. 1844). Il faut toujours en revenir à la cause première des contractions de ce muscle puissant, qui pèse avec tant de force sur la colonne liquide.

Voyons maintenant si les trois phénomènes principaux, qui constituent l'état fébrile, peuvent naître de l'accélération des mouvements moléculaires, et comment peut être amenée cette accélération.

Supposons que des éléments nouveaux s'introduisent dans la circulation; ils seront mis en contact avec la molécule organique, avec tous les tissus de l'économie, qui, nécessairement, en seront affectés d'une manière différente que par le fluide

normal ; il en résultera une modification des phénomènes chimiques. Les solides imprégnés de ces
éléments hétérogènes auront plus ou moins d'affinité pour l'oxygène apporté par l'hématosine, et les
mouvements moléculaires seront en raison de cette
affinité, comme le dégagement de calorique en
raison de l'oxygène employé. Je laisse les éléments
stupéfiants de la molécule pour les examiner plus
tard, et je passe à l'étude des corps qui peuvent développer sa contractilité.

Si les éléments nouveaux, dont s'est imprégnée
la molécule, ajoutent à la puissance d'oxidation
des solides (et nous verrons plus loin qu'ils sont
composés des mêmes métaux et métalloïdes qui
constituent la fibre organique dans un état électro-chimique positif), les phénomènes de la combustion s'accroîtront proportionnellement. La chaleur animale sera sensiblement augmentée, et le
dégagement d'acide carbonique plus considérable.
Mais cette absorption d'une plus grande quantité
d'oxygène et ce développement de calorique occasionnent une dilatation plus grande de la cellule
élémentaire, et le départ plus rapide d'un acide
éminemment volatil, quand il est en trop grande
proportion pour les bases. D'où naissent l'accélération et l'amplitude des mouvements moléculaires,

et par suite des contractions artérielles et cardiaques. Le sang rouge, complètement dépouillé du principe comburant, devra, en échange d'une plus grande quantité d'acide carbonique exhalé par le poumon, rapporter assez d'oxygène pour alimenter la combustion, et la respiration, pour suffire à cette oxigénation du sang et à l'élimination des produits qu'il rapporte par les veines, devra suivre ce travail précipité.

Il faut donc admettre la présence de l'acide carbonique dans le sang normal, et sa prédominance dans tous les cas où il y a augmentation de la chaleur vitale avec accélération du pouls et de la respiration.

On ne serait pas fondé à nier la présence de l'acide carbonique libre dans le sang, parce que les analyses récentes de MM. Andral et Gavarret, Becquerel et Rodier, n'en font aucune mention. Il y a évidemment une omission dans ces analyses, c'est celle de s'assurer si le sang qui s'écoule de la veine ne laisse point échapper de fluides aériformes, de l'azote, de l'acide carbonique, du carbonate d'ammoniaque dans certaines maladies.

Il y a toujours une plus ou moins grande quantité d'air atmosphérique mélangé au sang normal, soit artériel, soit veineux ; dans le premier, plus

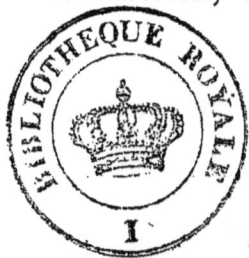

2

d'oxigène, dans le second, plus d'azote. Mais dans les maladies, quelles sont les proportions de ce mélange ? N'a-t-il subi aucune altération ? N'y a-t-il pas encore d'autres gaz qui ont échappé à l'analyse, et qui auraient donné la raison de la fluidité du sang dans certains cas pathologiques ? Voilà ce qui reste encore à chercher.

Dans les cas les plus ordinaires, l'acide carbonique et l'azote sont les seuls gaz expansifs que contienne le sang veineux ; ce sont eux qui forment, en se dégageant, ces bulles savonneuses, cette mousse qui s'élève au-dessus du caillot. La présence du gaz carbonique est démontrée par l'expérience fort simple que voici : on place sous la même cloche deux vases, l'un contenant du sang veineux non refroidi, l'autre de l'eau de chaux, et cette dernière ne tarde pas à laisser précipiter de la chaux carbonatée. Si on m'objectait que l'acide s'est formé de l'oxigène de l'air qui manque sous la cloche, je répondrais encore : cela ne peut avoir lieu, puisque nous avons du peroxide de fer qui explique la dépense d'oxigène. Puis, le travail moléculaire fait ici défaut ; plus d'effet électro-chimique ; plus de carbone en combustion ; le sang se rougit de plus en plus jusqu'à saturation du fer, et tout est fini, à moins que la réaction putride ne commence.

Quel rôle joue l'acide carbonique dans le sang, et quels effets peut produire la formation d'une plus grande quantité de ce gaz dans la fièvre et les phlegmasies? La chimie inorganique peut nous le dire, du moins par induction.

L'acide carbonique n'est pas, à proprement parler, à l'état de gaz dans le sang en circulation; la compression exercée par les parois des vaisseaux le contient à l'état de sel acide, toujours plus soluble que lorsqu'il est saturé complètement. Les carbonates de chaux et de magnésie sont rendus solubles par l'excès d'acide, et les phosphates eux-mêmes le deviennent, en perdant une partie de leurs bases.

Lors donc que le sang est déposé dans un vase découvert, l'acide carbonique se dégage, comme il arrive sous la seule pression de l'atmosphère pour les sources qui tiennent en dissolution du bi-carbonate de chaux. La magnésie et la chaux carbonatées se précipiteraient aussitôt, sans la présence des biphosphates des mêmes bases qui se saturent, en éliminant une nouvelle portion d'acide carbonique, et forment ainsi des sels insolubles qui précipitent l'albumine sous forme de caillot.

Mais les phénomènes géologiques viennent encore nous dire que le carbonate de fer doit se comporter ici comme celui de chaux, et comme bien d'autres sels insolubles qui se dissolvent dans un excès d'acide. Il y a plus; la chimie expérimentale nous démontre que le sesqui-carbonnate ferreux se transforme à l'air libre en peroxide de fer. En faut-il davantage pour coaguler l'albumine?

Suivant cette théorie, la fibrine n'existerait pas dans le fluide en circulation [1]. Voyons si cela coïncide avec la proportion plus grande de cette substance que le sang contient dans les phlegmasies.

Toute inflammation s'accompagne (prenons le phlegmon pour exemple) de gonflement, de ten-

---

[1] Comme il est difficile de reproduire un sang fluide au moyen de l'acide gazeux, j'ai cru qu'il serait possible de l'empêcher de se coaguler en remplaçant, par un de ses congénères, l'acide dissolvant. J'ai donc choisi l'acide acétique, comme réunissant les conditions nécessaires de fixité, de solubilité et d'analogie de composition ; l'expérience m'a constamment réussi. Quelques cuillerées de vinaigre, que je dépose dans le vase destiné à recevoir le sang, l'empêchent toujours de se cailler, et, chose remarquable, il reste noir et se rembrunit de plus en plus. L'acide lactique produit le même effet. Si, après avoir empêché la formation du caillot par le vinaigre, on partage en deux portions ce sang fluide, et qu'on ajoute à l'une du bi-oxalate de potasse, cette portion se prendra en caillots sans perdre sa couleur noire. En faut-il plus pour prouver que la fibrine ne préexiste pas dans les vaisseaux, et que la coagulation de l'albumine est due à la précipitation des sels qui perdent leur solubilité? Ces expériences m'ont fait penser aussi que la fluidité et la couleur noire du sang dans la fièvre typhoïde vient de ce qu'il s'est formé des acétates par un travail anormal.

sion, de rougeur, de douleur. Si nous mettons de côté la douleur, qui trouve son explication dans un degré plus élevé de l'organisation, l'intervention du système nerveux, il ne reste plus que les phénomènes de l'assimilation moléculaire poussés au-delà des limites physiologiques : combustion plus rapide (chaleur); accumulation de calorique et de gaz expansifs (tension); turgescence des capillaires sanguins par toutes ces causes réunies (rougeur); enfin, infiltration des aréoles du tissu cellulaire par le serum (gonflement). Tous ces signes de la combustion moléculaire nous disent qu'il y a là formation d'une plus grande quantité d'acide carbonique, d'où la dissolution de la matière fixe ou des sels insolubles qui la composent, et par conséquent la présence dans le sang d'une plus grande proportion de fluides albumineux et de ces bi-sels qui précipent l'albumine après le départ de l'acide dissolvant. Les carbonates alcalins, plus abondants, ajoutent encore à la force désorganisatrice du serum, en le rendant âcre et caustique. D'ailleurs, il ne faut pas perdre de vue que le carbone et l'hydrogène ne sont pas les seuls corps combustibles qui se trouvent dans nos tissus, et que le soufre et l'azote peuvent, sous l'influence de cette combustion anomale, donner des sulfates alcalins et des sels ammoniacaux, une des causes les plus terribles de la dissolution de nos organes.

Voilà comment s'expliquent l'âcreté du serum et l'abondance des liquides albumineux fournis par tous les tissus phlogosés, ainsi que la plus grande proportion de sels, solubles ou non, dans le sang des malades atteints d'inflammations graves.

Les globules sanguins, loin d'être plus nombreux, doivent devenir plus rares, car c'est toujours proportionnellement au sang tiré de la veine que ces globules sont comptés. Cependant on comprend que si la proportion des sels solubles s'est tant soit peu accrue, ainsi que celle de l'albumine, il suffit que le malade ingère une certaine quantité d'eau pour voir s'augmenter notablement la masse en circulation, et qu'une saignée de 500 grammes, faite pour remédier à cette pléthore accidentelle, ne donnera pas autant de globules que 500 grammes de sang normal.

Ainsi tout s'accorde avec les altérations du sang trouvées dans les phlegmasies. Les avantages de la saignée s'expliquent par la soustraction des sels dissolvants, des éléments électro-positifs que charriait le serum et d'une partie du fer qui portait l'oxygène au foyer. La formation de la couenne inflammatoire se conçoit aussi très-bien. A mesure que les gaz s'évaporent, le caillot se forme, et les globules, par leur pesanteur spécifique, tombent les premiers au fond du vase. Quand les bi-sels terreux sont abondants, la lenteur du dégagement de l'acide carbonique fait que le serum en contient encore après l'agglomération de l'îlot ferrugineux, et il se forme un nouveau caillot qui ne contient plus que des sels terreux.

Maintenant étudions la marche des phlegmasïes, et voyons comment la fièvre se développe sous leur influence. Supposóns une pleurésie, quelle qu'en soit la cause, nous rencontrerons les quatre phénomènes dont j'ai parlé plus haut. Le liquide séreux qui lubrifie la membrane sera altéré par suite du travail inflammatoire; il sera et plus fluide et plus facilement coagulable; il contiendra une plus grande quantité de sels alcalins et terreux, et aura cette âcreté brûlante que contractent toutes les sécrétions de cette acuité. La cavité des plèvres serait bientôt remplie, si une absorption plus active ne contrebalançait cette exhalation surabondante. Est-il besoin de faire intervenir l'influx nerveux pour expliquer la réaction fébrile? N'est-il pas évident que partout où le fluide circulatoire portera ces éléments incendiaires, il surgira un développement anormal de calorique et de contractilité moléculaire ? De là, une décomposition plus rapide de tous les organes, et l'augmentation de la masse du sang aux dépens des solides. Pour peu que dure ce travail inflammatoire, les produits exhalés se chargeront davantage de fluides albumineux, de sels solubles et de gaz expansifs, et cet accroissement n'aurait point de borne, si l'économie ne se débarrassait en partie par des sueurs, des urines et une transpiration pulmonaire plus abondantes. Les vapeurs et les gaz s'échappent par toute la périphérie, l'albumine et les sels par les urines et les déjections alvines.

Si, par la violence de l'inflammation, le liquide séreux s'accumule dans la cavité close de toutes parts, alors, par la stagnation, les fluides aériformes se dégagent plus promptement, et l'albumine se précipite sous forme de fausses membranes. On conçoit que ces produits membraniformes aient lieu bien plus facilement à l'air libre, à la surface des plaies et dans les voies respiratoires ; mais leur formation tient à la même cause dans les cavités closes, et certaines péritonites nous en offrent la preuve : la tympanite, dans ces cas, est une accumulation de gaz dans l'intérieur de la séreuse péritonéale. Si la sérosité s'accumule davantage, les concrétions s'agglomèrent en flocons, et nagent dans le liquide sans contracter d'adhérences.

De ces fausses membranes, de ces flocons albumineux à la formation du pus, il n'y a qu'un pas,
la désaggrégation des molécules et une plus grande
proportion de sels de chaux et de magnésie. Ces
molécules se montrent alors sous forme de globules
composés d'une enveloppe albumineuse avec un
noyau de sels insolubles. Dans les cas de formation
de pus, la combustion se rallentit, et des acides
fixes, le lactique surtout, viennent interposer leurs
sels solubles pour rendre le produit fluide.

Il en est de même dans tous les cas de phlegmasie séreuse, dans la péritonite, la méningite,
l'arthrite, etc.; si le produit morbide résorbé est
abondant et possède les qualités dissolvantes à un
certain degré, la rapidité des mouvements organiques se manifestera par la fièvre inflammatoire. Si
l'alcalinité n'est que modérée, la manifestation fébrile sera moins forte et au degré de fièvre hectique.
Aussi l'absorption sera moins active et la collection
liquide augmentera chaque jour ; mais les solides
n'en subiront pas moins une altération sensible
avec le temps.

Le phlegmon n'est que l'inflammation d'un tissu
séreux différemment disposé ; c'est la phlogose
d'une multitude de petites cavités séreuses, dans
lesquelles les liquides sont déposés et repris comme

sur des surfaces plus étendues. La différence de
structure apporte quelque différence dans les phénomènes locaux, mais la résorption amène les
mêmes résultats généraux, la fièvre. Remarquez
ici que, lorsque la fonte purulente des tissus aura
rendu le liquide neutre, c'est-à-dire composé de
beaucoup de sels insolubles et de lactates non irritants, lorsque l'abcès sera, comme nous disons,
circonscrit, la fièvre cessera.

Il en est de même dans les plaies; tant que le pus
conserve cette composition, ce caractère chimique
d'affinité négative, il peut impunément être absorbé, il passe dans le torrent circulatoire sans
altérer sensiblement le serum. Mais quand il a été
décomposé par le contact de l'air atmosphérique,
et que des sels ammoniacaux formés à la surface de
la membrane pyogénique sont absorbés, tous les
symptômes de la fièvre se déclarent ; une lymphe
plastique circule avec le sang comme dans les
phlegmasies, et va dans tous les organes provoquer
une réaction qui peut être funeste pour quelques-
uns. Voici comment.

Dans l'exercice régulier des fonctions, le serum
sanguin s'échappe par tous les pores, et trans-
sude à la surface de toutes les membranes séreuses, muqueuses ou cutanée. Cette transsuda-

tion donnerait toujours pour résultat un fluide séreux, si les organes se trouvaient tous dans les
mêmes conditions de structure et de rapports. Mais
si la densité des fluides sécrétés varie, leur composition varie peu ; ils sont tous plus ou moins ana-
logues au serum lui-même, et participent des mêmes
propriétés chimiques et physiologiques. Or, quand
l'organisme est monté au diapazon de la fièvre, par
la résorption d'un produit phlegmasique ou d'un
pus séreux, le contact des fluides exhalés à la surface des membranes tend à les enflammer. Le
danger sera donc plus imminent pour celles qui
sont baignées par une plus grande quantité de ces
fluides anomaux ; c'est ce qui a lieu pour la muqueuse digestive. La délicatesse des tissus expose
aussi dangereusement ; les méninges sont dans ce
cas, d'autant plus qu'elles sont toujours, même à
l'état physiologique, remplies d'une certaine quantité de fluides séreux. L'état antérieur des organes
est aussi à noter, et personne ne conteste cette cause
prédisposante. Faut-il s'étonner si des affections
secondaires surgissent dans le cours des fièvres, et
invoquer la sympathie pour en rendre raison ?

DES FIÈVRES ESSENTIELLES,

S'il a été bien établi que la fièvre qui accompagne les phlegmasies n'est que le résultat de l'action du produit morbide résorbé sur la molécule organique de tous les tissus ; que c'est cette assimilation tumultueuse qui développe et accélère les mouvements du cœur et du poumon, qui produit l'excédant de calorique et la turgescence de tous les organes; il ne me sera pas difficile de prouver que les fièvres essentielles ont la même cause immédiate, la résorption d'un fluide excrémentitiel vicié, sinon par l'inflammation, du moins par une modification de l'organisme qui accroît la sécrétion. Joignez à cela l'altération des fluides sous l'influence de leur stagnation à la surface des muqueuses, où ils ne sont pas toujours à l'abri du contact de l'air extérieur, la décomposition des aliments et des résidus de la digestion, et vous aurez des causes suffisantes de variétés innombrables de fièvres, auxquelles viennent se mêler des affections secondaires latentes ou manifestes.

C'est toujours à la surface de la muqueuse digestive que sont absorbés les fluides qui produisent les fièvres dites essentielles ; mais la nature de ces fluides cause des variétés de réaction fébrile. Rappelons que, par suite de la supersécrétion d'un organe quelconque, la nature du fluide sécrété est aussitôt changée. Les membranes muqueuses donnent une humeur presque séreuse, le foie une bile plus limpide, les glandes salivaires un liquide qui n'a plus rien de visqueux ; les larmes abondantes ressemblent à de l'eau pure. En général, on peut dire que les produits des sécrétions se rapprochent d'autant plus de la sérosité sanguine, qu'ils sont sécrétés en plus grande abondance. En même temps tous acquièrent une âcreté telle qu'elle irrite les parties sur lesquelles ils coulent. Ceci n'a pas besoin de preuves, et je n'insiste pas davantage sur ce point.

Lors donc que la supersécrétion n'est constituée que par un flux séreux, comme il arrive toujours dans les premiers instants d'un travail excréteur, la résorption détermine une réaction inflammatoire franche et sans complication, sans stupeur de la molécule organique. C'est là fièvre inflammatoire, angéioténique; c'est l'angiocardite, l'hémite, etc. Mais il arrive souvent qu'à cette supersécrétion séreuse se joint la dissolution de matières, plus ou moins altérées, qui se trouvent dans les voies digestives; ou, par la continuité du travail morbifique, l'irritation se propage, elle envahit tout le canal intestinal, et donne lieu à la formation de produits purulents dont la résorption modifie le sang, et affecte différemment la molécule élémentaire. De là ces diverses nuances de réaction anomale dans chacune desquelles les nosologistes voyaient une fièvre particulière, et que de nos jours on a réunies sous la dénomination de fièvre typhoïde.

En effet, ce qu'on appelle aujourd'hui fièvre typhoïde est une affection complexe, empruntant des phénomènes morbides à tous les appareils d'organes; mais présentant constamment, quels que soient d'ailleurs les symptômes dominants, des signes manifestes de l'altération des fonctions digestives. Bien qu'au début on voie souvent apparaître des symptômes pleurétiques très marqués, des traces de catarrhe pulmonaire, ou des phéno- mènes cérébraux assez intenses, l'affection gastro- intestinale existe toujours simultanément, et con- tinue l'état fébrile quand tous les signes des autres affections ont disparu. Ou si la méningite, ou toute autre maladie secondaire, devient prédominante, les organes digestifs n'en sont pas moins le siége d'une altération concomitante très-sensible.

La manière dont les affections secondaires peu- vent devenir prédominantes sera exposée en son lieu. J'insiste seulement ici sur cette vérité que je crois n'avoir pas besoin de démontrer, que l'ab- sorption s'exerce sans interruption, non-seulement sur tous les points de la périphérie, mais encore, et avec bien plus d'activité, dans toute l'étendue des membranes de rapport, à la surface des séreuses splanchniques et synoviales, sur les parois vascu- laires et cellulaires, et en un mot par les pores de la molécule première de tous les tissus de l'écono- mie, quelles que soient leur forme, leur texture et leur composition.

Maintenant si on considère que la muqueuse di- gestive représente une surface immense, pourvue, en outre des absorbants capillaires veineux qu'on rencontre sur les autres muqueuses, de vaisseaux plus spécialement destinés à l'absorption et au transport du chyle, on comprendra quelle énorme quantité de fluides viciés elle peut jeter en quelques heures dans la masse en circulation. Je n'ai parlé encore que du produit de la sécrétion muqueuse qui ne laisse pas que d'être abondant; que sera-ce donc quand viendront s'y joindre les fluides plus ou moins altérés des glandes nombreuses, des appareils puissants dont les canaux excréteurs s'ouvrent dans les voies digestives.

D'un autre côté, si l'alcalinité n'est pas le caractère constant des larmes, de la salive, de la bile et du suc pancréatique, elle se manifeste toutes les fois qu'un travail plus actif accroît la sécrétion, et la causticité de ces fluides se communique au serum du sang dont ils font bientôt partie. Il est naturel de penser que la molécule éloignée, qui va se trouver en contact avec ce serum alcalin, en sera affectée de la même manière que celle dont se composent nos organes extérieurs, de la même manière que les yeux, que la membrane pituitaire, que la langue, que l'anus, dont les souffrances nous sont connues. La seule différence, c'est que nous ignorons la sensation produite sur la molécule intérieure, et que nous avons la conscience de celle qu'éprouvent les organes extérieurs.

Il est vrai que toutes les sécrétions séreuses n'amènent pas la fièvre, du moins à un degré sensible, parce que tous les fluides séreux n'ont pas la même causticité. Il en est des sécrétions animales comme de la fermentation des liquides organiques végétaux. Si l'oxidation du carbone est rapide, il y a dégagement de calorique et production d'acide carbonique abondante ; si le travail languit, la température s'élève moins, le carbone retient plus ou moins d'hydrogène, et donne des acides acétique, malique, lactique, etc. Les substances animales forment surtout, dans ces conditions, de l'acide lactique. C'est à la présence des lactates alcalins et terreux que les collections des hydropisies doivent leur fluidité et leur innocuité, quand elles font retour à l'économie. Dans l'état normal, les lactates sont plus abondants, et leur douceur explique le caractère neutre des sécrétions normales. Dans l'inflammation, les carbonates prédominent, et on connait la causticité des carbonates alcalins.

C'est donc à la résorption des fluides séreux versés à la surface des voies digestives qu'il faut attribuer ces fièvres inflammatoires dont le point de départ n'est pas une phlegmasie évidente et palpable ; encore, quelques-unes, telles que l'arthrite, la péricardite, l'endocardite etc., tirent-elles sou-

3

vent leur origine de cette résorption méconnue. Mais celle qui en résulte le plus fréquemment, c'est la méningite. Je ne connais pas de fièvre qui ne s'accompagne de céphalalgie plus ou moins intense. L'embarras gastrique seul suffit pour la faire naître, et ce n'est certainement pas par sympathie, mais bien par résorption. Je dirai toutes ces choses en leur lieu[1]. Posons seulement quelques propositions que je développerai plus tard.

L'absorption des fluides putrescents, qu'ils soient formés par la décomposition de matières morbides, ou qu'ils proviennent de substances azotées végétales ou animales venues du dehors, produisent la stupéfaction de la molécule élémentaire. Cette absorption seule ne peut produire la fièvre, mais, dans de certaines proportions, les matières putrides mélangées aux fluides séreux occasionnent une réaction mixte qui donne des symptômes typhoïdes. Jusque-là il n'y a rien qui soit sous l'influence du cerveau ou de ces annexes; la stupeur des organes de relation n'est pas même un phénomène nerveux : ce serait tout au plus un phénomène négatif.

Le délire, dans les fièvres, est le résultat de l'in-

---

[1] Ce mémoire est extrait d'un ouvrage plus considérable que je n'ai osé produire en entier.

flammation consécutive du cerveau, et l'ataxie, l'effet d'une affection mixte de tout l'appareil nerveux, mais plus spécialement de la moëlle épinière et des troncs principaux.

L'affaiblissement des organes locomoteurs après les fièvres est dû à la décomposition moléculaire qu'ils ont subie, et non à la diminution de l'influx nerveux.

La lymphangite, l'œdème douloureux, sont produits par des résorptions séreuses ou séro-purulentes, et n'ont pas pour point de départ l'obstacle mécanique, le caillot formé dans la veine principale, mais bien l'inflammation des capillaires veineux et lymphatiques, qui gagne de proche en proche les rameaux et les troncs.

La tendance qu'ont toutes les phlegmasies des femmes en couches à se terminer par suppuration, la cause prédisposante de la fièvre puerpérale, est la résorption des eaux de l'amnios pendant la grossesse. C'est aussi à cette cause qu'il faut attribuer le sclérème des nouveaux nés. Les eaux de l'amnios peuvent varier de composition dans certaines maladies de l'utérus, et rien d'étonnant que les absorbants cutanés du fœtus en soient les premiers affectés.

DE LA FIÈVRE INTERMITTENTE.

Les fièvres intermittentes sont des résorptions de sécrétions intermittentes. Comme le produit morbide des sécrétions peut varier de nature, et se mélanger de fluides putrescents de même que dans les fièvres continues, il s'en suit que le type intermittent peut offrir toutes les variétés, toutes les complications des autres pyrexies.

On a cherché beaucoup trop loin la cause des fièvres intermittentes ; on a surtout, de nos jours, attaché trop d'importance aux effluves marécageux. Quant à moi, je crois que ces miasmes n'ont

pas tant d'influence sur nos organes que la température des vapeurs qui nous les apportent. Sans
doute il paraît rationnel de regarder comme l'effet
de ces émanations, l'apparition simultanée d'un
grand nombre de maladies semblables dans certaines localités marécageuses ; mais il faut aussi
tenir compte de la différence de température qu'a-
mène dans ces contrées la présence du soleil ou
son absence. La réfraction des rayons solaires par
un air qui tient en dissolution beaucoup de vapeurs,
l'immobilité et la profondeur des couches atmos-
phériques au fond des vallées, expliquent l'intensité
de la chaleur à laquelle succède, pendant la nuit,
une fraîcheur qui descend parfois jusqu'à zéro. Il
est facile de concevoir que si, par suite d'un travail
soutenu et de la température extérieure, la chaleur
du corps s'est accrue au point de rendre les sécrétions plus actives et plus alcalines, lorsque la sup-
pression de la transpiration cutanée refoulera les
liquides vers les organes intérieurs, il en résultera
une congestion fâcheuse pour ces derniers. Cette
augmentation des sécrétions intérieures par l'effet
d'un refroidissement subit, est un fait incontestable.
Il n'est personne qui ne sache qu'au sortir d'un
appartement chaud, si la saison est froide, on
éprouve aussitôt le besoin d'uriner et d'aller à la

selle, on contracte même le cours de ventre. Lorsqu'en été on pénètre dans un lieu frais, un souter-
rain, ou qu'on se baigne à la rivière, on éprouve le
même effet. J'entends déjà les objections à cet
égard. On me dira que la sécrétion de l'urine et
du mucus intestinal ne s'accroît nullement; que
c'est la constriction des organes par le froid qui
rend sensibles les produits accumulés dans la vessie
et les intestins.

Je comprends cet effet du froid. Il est impossible
de nier la dilatation physique de tout le corps quand
on est resté plusieurs heures soumis à une température élevée, non plus que le retour à un moindre
volume quand cette température s'abaisse; mais
c'est précisément cette contraction des solides qui
cause l'exsudation des fluides qu'ils recélaient; et
comme la périphérie s'est refroidie bien longtemps
avant que les cavités intérieures soient ramenées
même au degré physiologique, c'est à la surface de
ces cavités que se portent les liquides exprimés.

Quoi qu'il en soit, il est impossible de mécon-
naître la supersécrétion de l'appareil digestif dans
la fièvre intermittente. A part quelques cas rap-
portés au genre inflammatoire, parce que les traces
d'embarras gastrique manquaient ou n'ont pas été
aperçues, toutes les observations citées dans les

auteurs offrent des signes évidents de cette sur-
abondance des sécrétions. Les fièvres intermittentes
sont même classées par Pinel, dans chaque ordre,
et il les distingue ainsi en bilieuses, muqueuses, etc.
Que l'on observe bien attentivement les antécédents,
et on verra que souvent une diarrhée a précédé les
accès. Indépendamment du froid humide, tous les
nosographes signalent, comme causes détermi-
nantes, toutes celles qu'ils assignent aux fièvres
bilieuses et muqueuses, au choléra, à la dyssenterie,
et en général à toutes les phlegmasies de la muqueuse digestive, ou à toutes les affections des organes sécréteurs qui lui appartiennent. C'est le chagrin, la misère, le manque de nourriture ou sa
mauvaise qualité, les passions violentes, l'abus des
boissons alcooliques, de certains aliments, tels que
poisson, moules, concombres, etc. Cette identité
des causes n'indique-t-elle pas des affections identiques?

D'ailleurs quand on réfléchit sur tout ce qui se
passe dans le travail de la digestion, on est amené
à reconnaître l'immense activité de l'absorption en
même temps que des sécrétions diverses qui l'ali-
mentent. Lorsque les boissons et les parties liquides
des aliments ont été absorbées par les capillaires
veineux de l'estomac, il reste une masse pulpeuse

qui ne pourrait être portée dans la circulation, si elle n'était préalablement imprégnée des fluides gastrique, biliaire, pancréatique et muqueux. C'est dissous dans des véhicules fournis par les organes, que les éléments réparateurs pénètrent dans l'éco-nomie. Aussi le chyle a-t-il toutes les qualités des liquides organiques ; c'est le sérum du sang, plus quelques molécules alibiles. On conçoit que ce tra-vail qui dure presque toute la journée, doit fournir abondamment au sang des produits récrémentitiels peu différents des éléments constituants. C'est une véritable circulation destinée à l'introduction des principes nouveaux et non encore complétement élaborés. Si ces nouveaux venus s'introduisaient ainsi tout-à-coup et en grand nombre dans l'orga-nisme sans être mélangés à des éléments déjà connus, la sensibilité de la fibre animale en serait blessée ; les bouches absorbantes même ne les admettraient pas. Or, quand on pense que plusieurs kilogrammes d'aliments solides sont ainsi emportés chaque jour molécule à molécule dans un véhicule abondant, il faut bien admettre que cette circula-tion de produits récrémentitiels est immense.

Des expériences faites sur les animaux vivants ont prouvé que ce travail existe même quand le tube digestif est vide d'aliments. La sensation du besoin suffit à exciter l'action sécrétoire, et par suite la résorption des produits qui passent d'abord dans toute leur pureté par les vaisseaux chylifères. Mais si la privation de nourriture est continuée, la souffrance des organes amène l'altération des liquides, et le chyle se colore. Le même effet est produit par tout changement de sensibilité dans les organes digestifs, par toute sensation agréable ou fâcheuse qui leur est rapportée, par la vue d'un aliment sapide ou nauséabond, par toute affection morale, tout sentiment de joie ou de chagrin. Voyez dans ces sortes de cas toutes les sécrétions qui tombent sous nos sens, les larmes, la salive, les vomissements, les déjections alvines ; quelle est l'abondance de ces produits pour la moindre excitation ! Il n'en est pas autrement du reste de l'appareil digestif, et la quantité des fluides est en raison de la surface membraneuse et du volume des organes excréteurs.

La périodicité des fonctions digestives est une raison suffisante de la périodicité des accès. La digestion est elle-même une fièvre intermittente au petit pied. En effet, elle a ses périodes de frisson et de chaleur ; ce sentiment indéfinissable de titillation dans tous les organes, et que certaines personnes appellent des inquiétudes dans les membres.

Ces symptômes sont surtout bien plus marqués quand l'alimentation est composée de viandes rôties, de ragoûts épicés, et quand on y ajoute les boissons vineuses, le café et les liqueurs ; mais ils se retrouvent chez les personnes les plus sobres de la classe aisée qui ne prennent point d'exercice après le repas. Bien que les liquides affluent à la surface de la muqueuse hors le temps de la digestion, il n'en est pas moins vrai que la quantité en est notablement diminuée, et que la présence des aliments occasionne un accroissement considérable des produits nécessaires à l'élaboration du chyle. Il y a donc réellement, même à l'état de santé, intermittence des sécrétions qui concourent à la digestion, un véritable paroxysme de la sensibilité, de la vitalité des organes chargés de cette fonction. Cette intermittence, ce paroxysme, se reproduisent dans la maladie comme en santé, mais avec des dérangements, des exacerbations inséparables de tout état morbide.

DES PYREXIES CONTAGIEUSES.

La contagion est une reproduction d'espèces.

Bien que nous ne sachions pas comment les semences, les boutures, les greffes, même les débris de certains animaux, reproduisent des individus semblables à ceux dont ils ont été détachés, cette obscurité n'empêche pas d'expliquer le développement des maladies contagieuses par l'insertion de sporules, d'animalcules ou de fragments microscopiques, reproduisant l'espèce à laquelle ils appartiennent. Ou il faut admettre que tous les phénomènes morbides, nés de la contagion, sont produits

par des êtres microscopiques, comme cela est évident pour certaines maladies ; ou il faut croire que
des particules inorganiques ont aussi la faculté
de reproduire des corps semblables, car les
miasmes donnent naissance à des miasmes de
même espèce. N'est-il pas plus simple et plus con-
forme à nos connaissances naturelles de regarder
les miasmes contagieux comme des sporules ana-
logues à ceux du ferment, ou plutôt, comme des
ovules ou des débris d'animalcules infusoires semblables à ceux qu'on trouve dans toute dissolution
putride, et même à la surface des membranes muqueuses malades, ou sécrétant des humeurs viciées?

Il faut bien distinguer les miasmes contagieux
des miasmes délétères, les miasmes reproductifs
des miasmes toxiques. Les uns donnent naissance
à des maladies épidémiques, c'est-à-dire dont les
émanations sont de véritables miasmes reproduc-
teurs. Les autres ne causent que des maladies en-
démiques, des affections semblables, il est vrai,
mais dont les émanations sont impuissantes à en
perpétuer l'espèce. Ceux-ci peuvent circuler avec
le sang tels que l'atmosphère nous les apporte, et
produire un effet général sans qu'il soit besoin d'un
effet local préalable, d'une incubation. Tels sont
les effluves marécageux, les émanations des fosses

d'aisances ou des foyers de putréfaction, les sublimations minérales, la volatisation des huiles essentielles, etc., tous éléments inorganiques ou débris morts des corps organisés, faisant retour au règne minéral.

Les miasmes contagieux, au contraire, doivent être considérés comme des corpuscules organiques vivants, susceptibles de continuer et de reproduire la vie qu'ils ont reçue, pourvu qu'ils se trouvent placés dans des circonstances convenables. Ils peuvent être absorbés, et circuler comme les miasmes délétères sans que les organes intérieurs s'aperçoivent de leur présence. Mais s'ils se trouvent en contact avec des tissus semblables à ceux au milieu desquels ils sont nés, si le concours de la chaleur vitale et atmosphérique, de l'idiosyncrasie, etc., se rencontre, ils se développent après une incubation plus ou moins longue, et reproduisent des phénomènes identiques. L'infection, locale d'abord, ne devient générale que par la résorption des produits morbides. Le sang n'est pas altéré par les émanations venues du dehors ; il ne se vicie qu'au fur et à mesure, et lorsque l'absorption lui apporte les fluides anomaux puisés dans le tissu malade. Sous ce rapport, il en est des affections qui se reproduisent par les miasmes, comme de celles qui se propagent par le contact immédiat et par l'insertion d'un virus. Ce n'est point le virus qui circule aussitôt, allant transmettre sur tous les points de l'économie une maladie générale qui se manifeste ensuite par des effets partiels; c'est le travail local suscité par le liquide virulent qui reproduit un fluide identique, et en infecte la circulation. C'est un être parasite implanté dans le parenchyme de nos organes, et y suscitant l'élaboration d'un fluide nécessaire à sa subsistance et dont le surplus retourne à l'économie. L'inoculation du vaccin, la morsure d'un chien enragé, le contact des muqueuses par le pus d'un ulcère syphilitique, ne donnent pas de suite des accidents généraux, des symptômes d'infection. Si une partie du virus circule avec le sang, il ne produit aucun effet morbide; il ne trouve nulle part les conditions de son développement. Mais peu à peu les molécules propagatrices prennent de l'accroissement; la partie qui les a reçues se gonfle, s'endolorit, et, à mesure que l'inflammation locale se dessine, on voit surgir d'autres phénomènes, conséquence des premiers. Si le travail préliminaire avorte, il n'y a pas d'infection.

Il n'en est pas autrement pour la variole, la rougeole, le typhus, la peste, etc. Si, dans les pyrexies

exanthémateuses, la fièvre précède l'éruption cutanée, n'oublions pas que les voies digestives et
respiratoires ont été les premières affectées. C'est
là qu'a eu lieu l'insertion, et c'est à la surface de
leurs membranes que sont absorbés les éléments
de la surexcitation moléculaire. Le coryza, l'an-
gine, le larmoiement, la toux, quelquefois les vomissements, l'épigastralgie qui précèdent et accompagnent l'éruption, indiquent assez quels sont les
organes primitivement infectés, quelle est la cause
de la réaction fébrile [1].

Les pyrexies contagieuses s'expliquent donc encore par la résorption des produits morbides
sécrétés dans les tissus organiques soumis à l'infection, et non par l'altération primitive du sang.

Ce serait peut-être ici le lieu de parler de la fré-
quence des pyrexies dans le jeune âge, et d'en

---

[1] Comme je n'expose ici que des considérations générales , je ne
puis dire comment j'entends la contagion dans chaque espèce de
maladies ; mais je dirai au sujet des épidémies éruptives, que l'infection a lieu en même temps sur tous les points en contact direct avec
l'atmosphère. Cependant les miasmes ne mettent pas le même temps
à éclore à la surface des muqueuses, où l'humidité et la chaleur hâ-
tent leur développement, que sur la peau où ils ne trouvent pas les
mêmes conditions favorables. La différence de tissu peut aussi faire
varier la forme des boutons ; car là le liquide exsude facilement et
en abondance; ici il est forcé de s'accumuler sous l'épiderme.

donner la raison au point de vue de notre théorie.

L'assimilation moléculaire est d'autant plus active que l'animal se rapproche plus de l'état rudimentaire, et que les tissus organiques contiennent plus d'albumine et de sels solubles. Aussitôt après la fécondation, l'embryon, tout albumineux, vit à la manière des animalcules, par l'absorption périphérique ; il n'y a pas encore de circulation.

A mesure que le volume du corps augmente, les molécules intérieures exigeant le contact immédiat du fluide nourricier, une circulation blanche s'établit par l'extension de l'absorption. Evidemment ce sont les molécules intérieures qui, s'emparant des liquides qu'elles s'assimilent, appellent le courant circulatoire. Le système sanguin se développe ensuite, mais c'est toujours l'absorption moléculaire qui fait appel aux circulations lymphatique et sanguine, c'est l'assimilation, le travail de la molécule élémentaire, qui fait affluer les sucs puisés à la surface extérieure dans le liquide ambiant [1].

Depuis la naissance jusqu'à l'extrême vieillesse, l'assimilation se rallentit d'une manière progressive ainsi que toutes les fonctions qui en sont les

[1] Jusqu'alors point de cœur ; et c'est à son profit qu'on voudrait deshériter la molécule d'un pouvoir qu'il est impossible de lui dénier ici !

tion, calorification, circulation, respiration); la prédominance des sucs albumineux et des sels alcalins
suit la même progression décroissante ; de sorte que
dans la vieillesse, la fibre organique contenant une
proportion considérable de phosphate et de carbonate calcaire, a besoin d'un dissolvant plus actif
pour être ramenée à la sensibilité de la jeunesse.
Il n'y a donc que les produits des inflammations
aiguës qui puissent monter la contractilité organique jusqu'au rhythme fébrile.

Dans le premier âge, la moindre supersécrétion
acquiert le caractère séreux dont les éléments prédominent dans tout l'organisme ; et l'alcalinité du
sang vicié par la résorption produit un effet d'autant plus marqué que la fibre animale n'a pas
encore acquis toute sa fixité.

Il en est de même des divers tissus comparés
entre eux ; ils sont d'autant plus susceptibles de
passer à l'état inflammatoire, qu'ils sont plus per-
méables aux liquides, plus imprégnés d'albumine, et
contiennent moins de sels calcaires.

L'absorption périphérique, si importante dans la
vie embryonnaire, et qui participe pour une grande
portion à la nutrition du fœtus, conserve toujours
une grande puissance d'action dans l'enfance, et ne
s'éteint jamais quoiqu'elle diminue avec l'âge. C'est

4

à elle que les enfants doivent cette disposition manifeste à contracter toutes les fièvres éruptives et
toutes les maladies cutanées transmissibles par
contact. Elle les expose aussi à une foule d'exan-
thèmes spontanés dont l'acuité est en raison inverse
de leur âge. Dans les premiers mois de la vie, un
érysipèle est presque toujours mortel, et la moindre
de ces excoriations, si communes alors aux parties
génitales, aux fesses et sous les aisselles, allume la
fièvre, et trouble les digestions. Plus tard l'enfant
paie un tribut inévitable à toutes les épidémies
exanthémateuses, et, dans l'adolescence, il n'a
presque plus à subir que les affections typhoïdes,
qui deviennent d'autant plus rares que l'homme
s'éloigne davantage de la jeunesse.

En considérant les émanations contagieuses
comme des êtres vivants susceptibles d'éclore
dans les tissus animaux et de vivre à leurs dépens,
on trouvera que l'enfance est une cause majeure
de prédisposition, par la raison que les éléments
organiques des jeunes sujets sont les plus favorables
au développement des animalcules infusoires.
L'analogie vient encore ici à l'appui de notre manière de voir. Tous les insectes parasites qui vivent
aux dépens de la race humaine, attaquent plus par-
ticulièrement les enfants, les femmes et les ma-

lades. La plupart d'entre eux disparaissent à la
puberté, et presque tous fuient l'homme fort et
robuste. Si la santé languit, la prédominance du
système lymphatique rappelle ces hôtes incommodes
et dangereux, qu'on ne détruit alors que par une
guerre incessante. Il en est de même chez les autres
espèces animales. Il en est de même dans tout le
règne organique; car c'est seulement dans les tissus
parenchymateux des plantes, dans les feuilles, les
fleurs, les fruits surtout, que se montrent ces my-
riades d'insectes, visibles ou non à l'œil nu, qui
causent sur les végétaux des maladies d'une analogie frappante avec celles qui nous occupent. Les
champignons, qui, comme les substances animales,
contiennent une forte proportion d'azote, sont les
réceptacles d'animalcules innombrables qu'y attire
une nourriture abondante et appropriée à leur
espèce. Tout cela nous prouve que les organes des
jeunes animaux sont, par leur composition chimique, par leur nature albumineuse, les milieux
les plus favorables à l'existence des insectes parasites, des animalcules infusoires, et que plus la fibre
organique se solidifie, plus elle devient incapable
de fournir des aliments au monde microscopique.
Et en effet, là où les éléments minéraux s'accu-
mulent, ils repoussent peu à peu l'animalisation.

CONSÉQUENCES THÉRAPEUTIQUES.

Ces idées sur les fièvres n'ont pas été pour moi
la cause d'une grande modification de mes agents
thérapeutiques. D'abord l'observation, l'expérience
avaient déjà conduit les praticiens à l'emploi des
moyens les plus convenables dans la plupart des
cas. Puis, dans certaines complications, j'avais déjà
adopté depuis longtemps l'usage des narcotiques,
non seulement à petites doses par les voies supé-
rieures et inférieures, mais encore à doses très
élevées par la voie endermique sans dénudation.
L'emploi de ces substances, dont je ne pouvais

m'expliquer en aucune manière l'efficacité, est toujours pour moi une assurance de succès, sans que je
puisse mieux me rendre raison de leur manière
d'agir qu'en les considérant comme des stupéfiants
de l'organisme. Tout ce que je sais, c'est que les
opiacés arrêtent la sécrétion morbide, et calment
ainsi les accidents généraux et locaux ; qu'ils pré-
viennent et dissipent (chose inouïe à l'époque où je
commençais à les employer) les symptômes cérébraux. C'est surtout dans la fièvre typhoïde que j'ai
obtenu les plus heureux résultats. Aussi ont-ils
étonné des médecins distingués, à l'insistance desquels je dois la hardiesse de produire ce mémoire.

Je n'ai donc rien à dire en général qui ne soit
déjà connu et employé judicieusement dans toutes
les phlegmasies et les fièvres inflammatoires si ce
n'est d'insister autant que possible sur les moyens
d'arrêter la supersécrétion séreuse, ou de la modi-
fier quand elle tend à revêtir un caractère différent.
Dans ce cas, mieux vaut réveiller les symptômes
inflammatoires pour rappeler l'exsudation séreuse,
que de laisser l'économie sous l'influence de la
résorption putride. Les observations à l'appui de
ce précepte ne manquent pas dans la science.
C'est ainsi que des auteurs recommandables ont été
conduits par erreur à prescrire l'emploi des pur-

gatifs répétés dans les fièvres essentielles. Un premier essai ayant écarté les symptômes putrides et
adynamiques pour ramener le type inflammatoire,
ils ont été conduits à penser qu'ayant produit un
mieux sensible, ce moyen répété devait opérer une
guérison complète. C'est par la même raison aussi
que des topiques irritants, appliqués sur des plaies
de mauvaise nature, dissipent les symptômes d'infection purulente.

A ce sujet, je rapporterai une des observations
qui m'ont le plus affermi dans ma théorie des
fièvres.

Un homme de 58 ans, que j'avais connu fort et
n'ayant d'autre infirmité qu'une hydrocèle de la
tunique vaginale, me fait appeler, et se plaint d'une
fièvre lente qui le consume depuis quelques mois,
et acquiert chaque jour plus de gravité. Le facies
était pâle, terreux, le visage amaigri, l'œil brillant,
le front plissé, la peau chaude et sèche, le pouls à
75, petit et facile à déprimer. La langue était re-
couverte d'un enduit muqueux blanchâtre. Ap-
pétit nul, douleur épigastrique intense, constipa-
tion opiniâtre, céphalalgie légère, soif modérée,
chaleur des surfaces palmaire et plantaire. Je parle
au malade de son ancienne infirmité : il répond
qu'elle est considérablement augmentée, qu'elle

l'empêche même de se lever, mais *qu'il ne s'agit pas de cela pour le moment, qu'il n'a besoin que d'être soulagé de sa douleur d'estomac et guéri de sa fièvre.* J'insiste, et il me montre une tumeur volumineuse comme la tête d'un homme adulte, parsemée de veines variqueuses et de bosselures qui, jointes à l'extrême tension de la tunique vaginale, m'auraient induit en erreur, si je n'eusse connu les antécédents. Une élévation plus considérable, à la partie inférieure et postérieure des bourses, offrait de la rougeur et une fluctuation manifeste ; on eût dit un foyer purulent sur une tumeur squirrheuse. Pour moi il était de toute évidence que la résorption du liquide séro-purulent de la tumeur était la seule cause de tous les symptômes présents. J'eus bien de la peine à persuader à mon client que l'opération était nécessaire ; il s'y résigna cependant. Je savais à l'avance que le testicule était presque sain au milieu de tout ce désordre, et une exsudation de cyanure de fer, qui teignait les linges en bleu, me disait assez que le sang entrait pour une portion dans le fluide accumulé. Quoique décidé à me servir du bistouri pour donner une ouverture suffisante à la sortie des caillots, je plongeai d'abord un trocart à paracentèse abdominale dans la partie où le kiste menaçait de s'ouvrir ; il s'écoula environ un demi-

verre de sérosité rougeâtre, puis des flocons fer-
mèrent le tube. Alors l'affaissement des parois me
permettant de reconnaître le volume du testicule,
que je jugeai pouvoir conserver, j'agrandis l'ouverture avec le bistouri, et il sortit de cette tumeur
un litre et demi de pus liquide et de caillots sanguins. J'injectai dans la tunique vaginale de l'eau
tiède, pure d'abord, et ensuite mélangée d'un
sixième de teinture d'iode que je laissai une minute
en contact avant de l'évacuer.

Dès le lendemain la fièvre avait changé de caractère. Le pouls, à 80 pulsations, était large, fort ;
la céphalalgie plus marquée, la douleur épigastrique
moindre, la soif assez vive, la figure colorée, la
peau douce et halitueuse ; le malade se trouve
mieux, et demande du bouillon. Je crus avoir at-
teint le but que je me proposais par l'injection iodée,
et je me bornai à des applications de vin chaud sur
le scrotum, attendant la chûte de la réaction inflammatoire avant de pratiquer de nouvelles injections. Mais le troisième jour je vis combien je m'é-
tais trompé, n'ayant pas tenu assez de compte de
l'âge et de l'affaiblissement du sujet, de l'ancienneté
de la tumeur, de la dureté cartilagineuse de la tunique vaginale, et, en un mot, de toutes les causes
qui devaient diminuer la réaction ; j'avais été trop

timide dans l'emploi de la teinture d'iode. Aussi
tous les symptômes observés avant l'opération
étaient revenus, s'étaient accrus d'intensité, et à
cela se joignait l'état fuligineux de la langue et des
dents, une prostration extrême. Un liquide d'une
fétidité insupportable s'était accumulé dans la poche,
et me fit craindre une résorption dangereuse. Je
crus à l'impossibilité de conserver une si vaste surface suppurante, et j'envoyai prier un de mes con-
frères de venir à mon secours, pour opérer la ré-
section et l'amputation même, si nous la jugions
nécessaire. En attendant j'injectai de nouveau la
teinture d'iode, mais je n'y mis que les deux tiers
d'eau. Le jour suivant, la fièvre inflammatoire avait
rendu à cet homme un visage moins amaigri, de
la couleur, une chaleur uniforme (la veille les extrémités étaient froides); la langue n'était plus
noire, quoique ayant toujours son enduit muqueux;
le pouls donnait 85 pulsations, et le malade avait
retrouvé assez de confiance et d'espoir pour se refuser à l'opération. Aussi le lendemain, le mieux se
soutenant, mon confrère et moi nous convînmes
d'attendre quelques jours et de revenir aux injections
iodées tant qu'il n'y aurait pas péril pour notre malade. Cette temporisation fut heureuse; les injections
de vin miellé terminèrent la cure sans opération.

Cette observation prouve jusqu'à l'évidence que
la nature du fluide résorbé influe seul sur les phénomènes généraux qui accompagnent les phlegmasies et les plaies, et combien il importe de mo-
difier la sécrétion si on ne peut l'arrêter.

De toutes les préparations acidules que j'em-
ployais autrefois, je n'ai conservé que celles où je
fais entrer les acides lactique, acétique, pectique,
malique et citrique, mais toujours associés aux
mucilagineux. J'ai complètement abandonné l'emploi des acides minéraux. Je donne l'acide lactique
sous toutes les formes ; le lait même, coupé avec
l'eau d'orge, de gomme, ou de fleur de guimauve,
est la meilleure boisson apéritive que je connaisse.

Quant aux fièvres intermittentes, je me sers
aussi dans leur traitement de la quinine qui réussit
toujours. Cependant en cas de récidive, je recours
bien vite à l'opium, aux bains chauds, à l'insola-
tion, à la saignée, etc., suivant les cas.

DE LA FIÈVRE TYPHOÏDE.

TRAITEMENT.

Quand la maladie débute brusquement, les voies digestives contiennent souvent des aliments mal élaborés dont il faut les débarrasser, parce que la résorption de ces matières ajouterait continuellement à la stupeur. Cette indication ne se présente que dans les premiers jours ; souvent même elle a été remplie par la nature. Il est donc rare que les purgatifs soient indiqués après le deuxième ou troisième jour. Il peut arriver cependant, qu'appelé plus tard, le médecin se trouve dans la nécessité d'éliminer les produits des sécrétions, corrompus par leur séjour dans le canal alimentaire, et de rappeler la sécrétion séreuse; mais, je le répète, ces indications sont rares, et l'abus des purgatifs ne peut que continuer la fièvre sous une forme moins effrayante, quoique aussi dangereuse par l'affaiblissement graduel du malade et l'inflammation des radicules absorbants.

Dans le plus grand nombre des cas, il faut recourir de suite aux boissons mucilagineuses, aux acides végétaux très étendus, à l'acide lactique, à l'eau pure. Il faut bien se garder des acides minéraux.

Dans l'administration des boissons, il faut bien prendre garde de provoquer les vomissements; il suffit qu'une préparation quelconque répugne au malade pour qu'il soit nécessaire de la proscrire. Il m'est souvent arrivé, dans les cas de susceptibilité extrême de l'estomac, de refuser à boire jusqu'à ce que les nausées aient disparu totalement.

Le moyen sur lequel je compte le plus est l'emploi de l'opium extérieurement et en lavements. Après avoir lavé la peau de l'abdomen, on applique un linge léger trempé dans le laudanum pur, et on recouvre le tout d'une flanelle imprégnée d'eau de guimauve, de graine de lin, d'eau de son ou quelquefois de petit-lait. On donne un lavement d'eau de

son, de riz, d'orge ou de petit-lait avec le laudanum
de Rousseau ; 15, 20, 25 gouttes pour un adulte.
Ces fomentations et ces lavements sont répétés deux,
trois et même quatre fois par jour suivant la gravité
des cas, la force du sujet, ou la quantité réelle de liquide qu'il retient par les voies inférieures. Tant que
le dévoiement persiste, il faut chercher à l'éteindre
par de nouvelles doses d'opium dont on varie les préparations et le véhicule. En été, à la campagne, je
me sers avec le plus grand avantage et par économie des décoctions de pavots verts. Chez les jeunes
sujets il faut être plus sobre de cette médication ;
mais l'effet en est bien plus prompt. Dans les cas
pressants, j'ai souvent administré une potion avec
le chlorhydrate ou l'acétate de morphine, 5 centi-
grammes en vingt-quatre heures dans l'infusion de
fleurs de coquelicots.

Lorsque le sujet est jeune, et que les symptômes
se rapprochent plus de la nuance inflammatoire,
j'associe l'extrait de belladone à l'opium dans l'emploi endermique, et il produit souvent des effets
merveilleux. L'absorption cutanée est bien plus
active dans le jeune âge, et c'est aussi plus fréquemment dans cette période de la vie qu'ont lieu les
fièvres typhoïdes ; c'est à ces circonstances sans
doute qu'il faut attribuer le peu d'observations que

je possède de l'effet de la belladone et de l'opium
sur les vieillards par la méthode endermique dans
les pyrexies. Mais, chez les jeunes gens, je les ai
toujours vus calmer la fièvre, c'est-à-dire, diminuer les battements du cœur au point que chez des
enfants de sept à huit ans, le pouls tombait à 50,
45 et même 40, si on ne cessait assez tôt les fomentations narcotiques.

Comme les sueurs ou la transpiration insensible
participent à la fétidité de tous les fluides excré-
mentitiels, il est de première nécessité de laver
tous les jours le corps en entier, mais par petites
portions à la fois. On se sert d'eau chaude aiguisée
avec l'alcool, ou mieux le chlorure de sodium. La
muqueuse buccale doit être aussi nettoyée plusieurs
fois par jour ; les gargarismes sont les mêmes que
les boissons précitées, auxquelles j'ajoute parfois
quelque peu d'extrait d'opium quand l'état intel-
lectuel du malade donne la certitude qu'il n'en
avalera point [1].

---

[1] Cette médication extérieure a encore un autre but, conséquence
de mes principes. Il est rare que la fièvre typhoïde n'ait pas quelque caractère contagieux, et d'ailleurs, je crains toujours qu'il ne se
manifeste. C'est pour cela que j'oppose à l'infection le chlore, l'alcool et les poisons végétaux. C'est pour cela que je fais faire quelquefois des lotions avec la décoction de belladone, ou de l'eau chargée d'un extrait de plantes narcotiques indigènes, comme dans le

Si le caractère inflammatoire est plus marqué,
si le sujet est fort et jeune, la saignée doit précéder
tout autre moyen ; car il importe de couper court à
toutes les phlegmasies qui pourraient naître secon-
dairement. Le médecin doit se conduire ici comme
s'il s'agissait d'une phlegmasie des organes digestifs.

Le délire et le coma ne sont point des contre-
indications de la belladone et de l'opium ; je les ai
vus céder à ces médicaments tout aussi bien que les
soubresauts de tendons et les autres symptômes de
l'affection partielle du système nerveux.

Cependant quand l'opium est administré de
bonne heure, ces phénomènes cérébraux et rachi-
diens ne surviennent pas. Jamais (chose qui m'a
le plus vivement frappé) je n'ai vu survenir, depuis
que j'emploie les opiacés, ces méningites consé-

cas de rougeole, de variole ou d'affection évidemment contagieuse.
Ces moyens sont en effet prophylactiques et curatifs de la contagion. Je suis persuadé que les propriétés préservatrices de la belladone dans la rougeole lui viennent de ses qualités vénéneuses, et
lui sont communes avec les autres narcotiques. Ceci est encore une
preuve que les miasmes sont des corps vivants, puisque les médicaments qui détruisent la vie organique empêchent la contagion. On
sait que les alcaloïdes, ces agents si puissants de la thérapeutique,
tuent les végétaux tout aussi bien que les animaux, et certes, là, ce
n'est point sur le système nerveux qu'ils agissent.

cutives qui m'enlevaient mes malades lorsque je n'avais recours qu'aux saignées et aux révulsifs. Quand j'ai eu à combattre des complications de cette espèce, c'est que je les ai rencontrées à ma première visite.

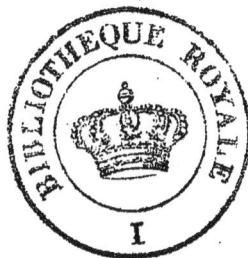

FIN.

www.ingramcontent.com/pod-product-compliance
Lightning Source LLC
Chambersburg PA
CBHW070809210326
41520CB00011B/1881